CONTRIBUTION A L'ÉTUDE

DES

CORPS ÉTRANGERS

DES VOIES AÉRIENNES

PAR

Le Dʳ E. J. MOURE

PROFESSEUR LIBRE DE LARYNGOLOGIE, OTOLOGIE ET RHINOLOGIE

MEMBRE DE LA SOCIÉTÉ DE MÉDECINE ET DE CHIRURGIE DE BORDEAUX

ETC., ETC.

Communication faite a la Société de Médecine et de Chirurgie de Bordeaux.

PARIS

OCTAVE DOIN, ÉDITEUR

8, — PLACE DE L'ODÉON, — 8

1889

CONTRIBUTION A L'ÉTUDE

DES CORPS ÉTRANGERS

DES VOIES AÉRIENNES

PRINCIPAUX TRAVAUX DU MÊME AUTEUR

De la syphilis et de la phtisie laryngée au point de vue du diagnostic. — Paris, 1879, Delahaye et Lecrosnier, éditeurs.

De l'œdème aigu primitif des replis ary-épiglottiques (*Rev. de Laryngol., d'Otol., etc.*, 1880).

Études sur les kystes du larynx. — Paris, 1881, Delahaye et Lecrosnier, éditeurs.

Sur un cas de surdité (perte complète de l'ouïe) à la suite des oreillons (*Rev. de Laryngol., d'Otol., etc.*, 1882).

Des pseudo-tumeurs des fosses nasales (*Rev. de Laryngol., d'Otol., etc.*, 1882).

Traité pratique des maladies du larynx; par le Dr MORELL-MACKENZIE. Traduit et annoté avec la collaboration de M. F. BERTHIER. — Paris, 1882, O. Doin, éditeur.

Recueil clinique sur les maladies du larynx (t. I, fasc. 1). — Paris, 1884, O. Doin, éditeur.

De l'emploi des sulfureux dans la tuberculose du larynx. — Congrès de Copenhague, 1884.

De la cocaïne et de son emploi dans les maladies du larynx, des oreilles et du nez. En collaboration avec le Dr BARATOUX. — Paris, 1884, O. Doin, éditeur.

Manuel pratique des maladies des fosses nasales et de la cavité naso-pharyngienne. — Paris, 1886, O. Doin, éditeur.

Traité pratique des maladies du nez; par le Dr MORELL-MACKENZIE. Traduit et annoté avec la collaboration du Dr CHARAZAC (de Toulouse). — Paris, 1887, O. Doin, éditeur.

Contribution à l'étude de la syphilis des fosses nasales. — Paris, 1888, O. Doin, éditeur.

De l'influence de l'air de la mer sur les maladies de l'oreille. — Congrès de Bruxelles, 1888.

Recueil clinique sur les maladies du larynx et du nez (t. I., fasc. 2). — Paris, 1889, O. Doin, éditeur.

Leçons autographiées sur les maladies des fosses nasales. — Paris-Bordeaux, 1889, O. Doin et Feret, libraires éditeurs.

CONTRIBUTION A L'ÉTUDE

DES

CORPS ÉTRANGERS

DES VOIES AÉRIENNES

PAR

LE Dr E. J. MOURE

PROFESSEUR LIBRE DE LARYNGOLOGIE, OTOLOGIE ET RHINOLOGIE

MEMBRE DE LA SOCIÉTÉ DE MÉDECINE ET DE CHIRURGIE DE BORDEAUX

ETC., ETC.

Communication faite à la Société de Médecine et de Chirurgie de Bordeaux.

PARIS

OCTAVE DOIN, ÉDITEUR

8, — PLACE DE L'ODEON, — 8

1889

CONTRIBUTION A L'ÉTUDE
DES CORPS ÉTRANGERS
DES VOIES AÉRIENNES

Les corps étrangers des voies aériennes ne sont certainement pas chose très rare, puisque c'est par centaines que l'on compte les faits épars dans la littérature médicale. Bourdillat en avait réuni plus de trois cents cas et, depuis l'époque où fut établie sa statistique, bon nombre de faits nouveaux ont été publiés, au point que toute la série des objets dont l'introduction dans les voies aériennes est possible a été à peu près épuisée. C'est ainsi qu'il suffira de consulter l'excellent travail (¹) de M. Poulet (p. 389) pour se convaincre de la variété excessive des corps étrangers introduits dans les conduits de la respiration. On y trouve non seulement des cailloux, des pierres, des balles, des clous, des anneaux de verre, des tubes à trachéotomie, de toutes les graines possibles, des dents, des os, des arêtes, des épis, des épingles, des aiguilles, des morceaux de viande, etc., etc.; mais encore des lombrics, des mouches, des poissons, des

____

(¹) *Des corps étrangers en chirurgie*, 1879.

sangsues, des huîtres, etc. Toutefois, malgré le nombre relativement considérable de faits publiés, il est à remarquer que c'est à peine si chaque praticien a été à même, dans une carrière quelquefois assez longue, d'observer un ou deux exemples de ce genre. C'est pour ce motif et aussi parce que chaque observation de ce genre contient ou son enseignement ou son intérêt, que j'ai cru devoir vous rapporter les quelques cas rencontrés dans ma pratique, à propos d'un fait tout récent que je viens d'observer :

Obs. I. — *Graine de melon introduite dans le larynx d'un enfant de trente mois — Trachéotomie — Guérison.* — Le premier fait concerne un enfant de trente mois qui me fut adressé de Portets par mon confrère le Dr Castéra, qui a bien voulu me résumer lui-même les symptômes qui précédèrent la venue de l'enfant à Bordeaux :

« Au mois de février 1882, le jeune D... (E.), s'amusant avec des graines de melon d'Espagne, fut surpris par sa mère et, dans sa précipitation, fit une inspiration assez forte pour attirer une graine de ce fruit dans son larynx; il fut pris d'un accès de suffocation, qui disparut rapidement. Quelques jours (huit ou dix) se passèrent sans accident et, par conséquent, sans préoccupation de la part de la famille. Le 12 février 1882, le soir, le jeune D... (E.) est pris de suffocation, de toux croupale et, en un mot, de tous les phénomènes qui caractérisent l'accès de laryngite striduleuse. Je crus moi-même, ne connaissant pas encore le détail des graines de melon, à une simple laryngite striduleuse et instituai le traitement en conséquence. Je remarquai cependant que l'accès disparaissait avec une très grande rapidité et se renouvelait devant moi presque à volonté, en faisant déplacer le malade; de plus, l'accès ou les accès finis, la voix reprenait son timbre normal. Les accès avaient lieu toutes les nuits et même plus de dix fois dans la même nuit, presque chaque fois que l'enfant changeait de position. Peu à peu, ils survinrent le jour et je pus constater plusieurs fois qu'au moment de l'accès on entendait comme le bruit d'un clapet obstruant les voies respiratoires. Ce bruit du clapet se faisait entendre, puis la respiration devenait dure, soufflante, l'enfant était inquiet, il se produisait du tirage, du cornage, le jeune sujet devenait cyanosé et nous donnait de sérieuses inquiétudes, puis, tout à coup et sans cause connue, sans médication, tout disparaissait et il reprenait son habitus ordinaire. Fréquemment, en buvant, il était pris de suffocation. Je pensai alors à un corps étranger du larynx et, pressés de questions, les parents me racontèrent l'histoire des graines de melons.

» J'examinai alors le larynx et je dois avouer, à ma confusion, que je n'aperçus rien. J'accompagnai mon malade chez mon excellent ami le Dʳ Moure; je lui fis boire en sa présence un peu de lait et, immédiatement, nous fûmes témoin d'un accès qui disparut rapidement comme les autres. »

Tel est le récit qui m'a été fait et remis par le Dʳ Castéra, médecin de la famille.

J'essayai à mon tour de pratiquer l'examen laryngoscopique, mais l'indocilité et la crainte de l'enfant d'une part, l'abaissement de l'épiglotte d'une autre, m'empêchèrent de voir la cavité laryngienne. Malgré tout, convaincu qu'il existait un obstacle, probablement un corps étranger, à l'entrée des voies respiratoires, je proposai la trachéotomie qui fut acceptée.

Je pratiquai l'opération le 22 février, avec l'aide de mes confrères les Dʳˢ Castéra et Ducau, et, l'opération terminée, je laissai le malade aux soins du premier. Deux jours après, je fus voir l'enfant et essayai alors d'aller, avec le doigt, explorer l'orifice glottique. Pendant cet examen, je sentis un corps globuleux se déplacer sous mon doigt, mais le malade ne rejeta aucun corps étranger. Néanmoins, la respiration laryngienne semblait plus facile, et *il est probable que la graine de melon tombée dans l'œsophage fut avalée* au lieu d'être rejetée au dehors. Il eut, à la suite de la trachéotomie, une broncho-pneumonie grave que notre collègue Castéra soigna par les moyens habituels et, le 16 mars, après nous être de nouveau assuré, à l'aide d'une canule à double courant, que la respiration laryngienne pouvait s'effectuer normalement, la canule fut enlevée. La guérison de la plaie fut rapide et, depuis, l'enfant jouit d'une excellente santé.

J'ajouterai que le jeune âge de l'enfant vient encore ajouter un certain intérêt à cette observation et qu'elle indique bien que l'âge du sujet n'est point une contre-indication à l'ouverture des voies aériennes.

OBS. II. — *Graine de maïs dans la bronche droite — Pneumonie chronique — Mort.* — Le deuxième cas est celui d'une petite fille de sept ans ayant aspiré par le larynx un grain de maïs, qui, selon toute probabilité, avait pénétré dans la bronche droite, ainsi que le démontrait l'auscultation de la poitrine. Le corps étranger était introduit depuis trois mois lorsque les parents, habitant les Landes, me conduisirent leur enfant qui dépérissait à vue d'œil. Je proposai la trachéotomie, sans répondre du succès de l'opération, qui seule me paraissait devoir amener la sortie de la graine; les parents refusèrent et, depuis, j'ai appris que l'enfant avait succombé aux progrès d'une pneumonie chronique.

OBS. III. — *Grain de blé dans les voies aériennes — Expulsion spontanée.* — Le troisième fait concerne également un enfant de cinq ans ayant aspiré un grain de blé, qui fut spontanément expulsé pendant une quinte de toux, après plus de six mois de séjour et après avoir notablement altéré la santé du jeune malade, qui depuis est parfaitement guéri.

OBS. IV. — *Grain de maïs dans les voies aériennes — Mort.* — Le quatrième cas concerne une petite fille de sept ans et demi, habitant la Charente-Inférieure, qui me fut adressée par son médecin, pour un grain de maïs ayant également pénétré dans les voies aériennes

,et obstruant une bronche de moyen calibre du côté droit également. Le corps étranger était déjà introduit depuis plusieurs mois lorsque l'on me conduisit l'enfant, dont l'état général était mauvais.

Après examen des voies aériennes, convaincu de l'existence du corps étranger, je proposai la trachéotomie, qui fut encore repoussée et l'enfant succomba quelques mois après à la suite des progrès de l'affection pulmonaire.

Obs. V. — *Une aiguille à l'entrée du larynx — Extraction, après anesthésie préalable du pharynx et de la langue avec le chlorhydrate de cocaïne.* — Le 15 décembre de cette année, M. K..., jeune homme âgé de dix-neuf ans, terrassier, me fut envoyé des environs de Bordeaux par mon confrère et ami le Dr Castera (de Portets). En entrant dans mon cabinet, le malade me dit avoir avalé une aiguille le matin en mangeant (gloutonnement sans doute) de la soupe, et il se plaint de ressentir une piqûre violente augmentée par la pression et les mouvements de déglutition ou les moindres contractions de la gorge. Il affirme, en outre, sentir avec le doigt profondément introduit dans l'arrière-gorge, l'aiguille qu'il a avalée. Mais comme il arrive parfois qu'une simple déchirure de la cavité pharyngo-laryngienne occasionne une sensation analogue à celle des corps étrangers, je pratique aussitôt l'examen laryngoscopique et je constate la réalité de l'assertion du malade.

En effet, j'aperçois au-dessus de l'épiglotte, couchée obliquement dans le sens transversal, une grosse aiguille à passer, toute rouillée, qui est implantée au niveau de la paroi externe du sinus pyriforme, vers la partie moyenne, et de là se dirige obliquement en haut et en dedans, au-dessus de l'opercule glottique qu'elle maintient à peu près tout à fait rabattu sur l'orifice du larynx.

Pendant ce simple examen, le malade a quelques hauts-le-corps, surtout au moment où il me voit saisir la pince laryngienne avec laquelle je me dispose à prendre le corps du délit. A chaque contraction de l'arrière-gorge, la pointe de l'aiguille, s'enfonçant davantage dans les tissus, fait éprouver des douleurs au malade non seulement du côté droit, mais aussi du côté opposé, que la tête de l'aiguille vient également piquer un peu.

Dès lors, je songe à employer la cocaïne et je fais un simple badigeonnage de l'arrière-gorge (voile du palais, pharynx, partie de la base de la langue sur laquelle glisse la pince. — Solution au $\frac{1}{10}$). Dans une deuxième tentative d'extraction, je saisis l'aiguille facilement, mais le malade éprouve une douleur assez violente pendant les mouvements faits avec la pince pour tâcher de mettre l'aiguille dans le sens antéro-postérieur; et brusquement il rejette la tête en arrière, me forçant à abandonner le corps étranger que je n'avais pu parvenir à déplacer de sa position transversale.

Je fis alors un deuxième badigeonnage à la cocaïne et de nouveau je saisis l'aiguille dans les mors de ma pince, le plus près possible de son extrémité libre, c'est à dire du côté gauche, bien assuré, par le miroir dans lequel je m'étais guidé pour prendre le corps étranger, que l'aiguille seule était engagée dans les mors de la pince; je laissais le miroir que tenait ma main gauche pour introduire le doigt indicateur dans l'arrière-gorge au niveau du point d'implantation de l'aiguille et, tirant fortement en dehors avec la pince, je la retirai avec assez de peine.

J'avais recommandé au malade de toujours cracher sans jamais avaler, craignant, ce qui arriva du reste, à savoir la cassure de l'aiguille. Je tenais, en effet, dans les mors de ma pince, la plus grande partie de cette dernière, cinq centimètres environ, dont au moins douze à quinze millimètres avaient pénétré dans les tissus; mais l'extrémité opposée à la pointe était cassée, et le malade avait rejeté l'autre morceau au moment de l'extraction. Un examen minutieux de l'organe me permit ensuite de constater que l'épiglotte se relevait complètement sur la base de la langue; quelques gouttes de sang s'écoulaient de la piqûre faite par l'aiguille et le malade, bien entendu, éprouvait un soulagement considérable.

Je conseillai l'emploi d'un gargarisme émollient et j'ai appris depuis qu'il était complètement guéri.

L'exposé de ce fait, intéressant d'abord à cause de la nature du corps étranger et de sa position qui rendait son extraction difficile, vient, je crois, corroborer l'opinion que j'ai exposée dans une communication faite à la Société française de Laryngologie (novembre 1884) sur la cocaïne, à savoir que, dans certains cas, il faut savoir se passer des bienfaits de l'anesthésie locale. Car, dans ce cas particulier, si le larynx eût été anesthésié, le morceau d'aiguille qui n'était pas pris par la pince, au lieu d'être rejeté par un effort d'expiration forcée, de toux, aurait très bien pu pénétrer dans les voies aériennes et occasionner des accidents fort graves. Or, ce qui est vrai dans ce cas me paraît l'être encore davantage lorsqu'on a affaire à des corps étrangers plus volumineux, à surface lisse, unie et se déplaçant facilement.

Obs. VI. — *Noyau de prune dans les voies aériennes, chez une petite fille de neuf ans — Trachéotomie — Guérison.* — Enfin le dernier cas, de date toute récente, concerne une petite fille de neuf ans, qui m'a été adressée par le Dʳ Dartigolles (de Villandraut), qui a bien voulu depuis m'adresser la note suivante sur le début des accidents :

« Vendredi 22 mars, à neuf heures du soir, je suis appelé pour extraire à une robuste fillette de neuf ans un noyau de prune qu'elle avait avalé dans la journée.

Vers cinq heures du soir, cette enfant suçait le noyau d'une de ces grosses prunes d'Agen, très long et effilé au petit bout, lorsque, pendant une profonde aspiration accompagnant un accès de rire, ce noyau glissa dans le fond de la gorge. Aussitôt après sa disparition, il survint une toux convulsive entrecoupée d'inspirations sifflantes, ressemblant si bien aux quintes de toux de la coqueluche, que la maîtresse d'école, confiante dans les affirmations de l'élève qui, pour éviter une réprimande, disait avoir la coqueluche, la renvoya immédiatement. Elle retourna seule, mais avec beaucoup de peine, dans sa famille, qui est éloignée de trois cents mètres environ de la maison d'école.

Aussitôt après sa rentrée, elle fut examinée par M. le Dr Claverie, qui pensa que le corps étranger avait pénétré dans les voies aériennes. Sur les instances du père et de la mère, il ordonna un léger vomitif à l'ipéca, comptant fort peu sur ces vomissements pour obtenir la sortie du noyau.

Je vois l'enfant vers neuf heures, c'est à dire quatre heures et demie après l'accident.

Je la trouve couchée dans son lit, sans suffocation, la respiration un peu gênée, l'inspiration sifflante et prolongée, interrompue toutes les dix minutes par une toux convulsive. Le pouls est bon, 75 pulsations à la minute; le son de la voix n'a pas changé, la parole est distincte et facile; elle avale en ma présence une demi-tasse de bouillon sans gêne. Elle sent le noyau arrêté à la partie supérieure du cou.

L'examen externe du larynx et de la trachée, du fond de la bouche et du pharynx ne fournit aucun indice.

Avec le doigt recourbé en crochet, il me semble sentir le noyau couché transversalement au-dessus de la glotte, à la base de l'épiglotte. En effet, avec des pinces à pansement, guidées par l'index gauche, je le saisis. A ce moment, un accès de toux convulsive éclate; l'enfant se débat, comprime mon index gauche entre les arcades dentaires et le noyau glisse entre les mors de la pince. Un accès de suffocation, le premier qui se soit produit depuis l'accident, succède à cette tentative. Je profite d'un calme relatif pour la réitérer, mais le noyau a changé de place et mon doigt ne le retrouve plus. Je m'assure avec le panier de De Graefe qu'il ne s'est pas introduit dans l'œsophage.

A la suite de ces manœuvres, cette fillette est prise d'une suffocation prolongée et inquiétante : les yeux sont saillants, la face bleuâtre, elle s'agite manquant d'air. Je crains d'être obligé de procéder sur-le-champ à la trachéotomie.

Les accidents s'apaisent peu à peu.

Le son de la voix a cessé d'être clair ; il est étouffé et la sensation de corps étranger, accusée à la partie supérieure du cou, est remplacée par une douleur sous-sternale.

Les mouvements de déglutition s'exécutent librement.

Vers minuit, je quitte l'enfant, qui respire encore péniblement, mais qui n'a pas eu de nouveaux accès de suffocation.

Je reviens vers deux heures et demie.

Je trouve un grand changement dans l'état de l'enfant.

Elle venait d'avoir une suffocation très forte, qui s'était terminée par plusieurs accès de toux convulsive et des efforts de vomissements, avec expulsion de quelques glaires sanguinolentes, puis elle avait commencé à respirer librement.

A mon entrée dans la chambre, elle vient m'annoncer qu'elle a avalé le noyau.

Elle boit du bouillon et s'endort sur les genoux de sa mère jusqu'à l'heure du départ pour Bordeaux.

J'ai cherché avec le plus grand soin, dans les voies respiratoires, l'endroit occupé par le corps étranger. Malgré le manque de symptômes objectifs, n'ayant pas de doute à ce sujet, je conseillais à la famille de conduire l'enfant chez M. le Dr Moure, et, si mon diagnostic était reconnu exact, de vouloir bien le prier de la garder pour tenter une opération que l'insuffisance de nos moyens, à la campagne, rendait très difficile.

Jusqu'au départ, six heures et demie, sauf un très léger accès de suffocation pendant qu'on l'habille, le calme a persisté. Depuis cet instant, jusqu'après l'examen de M. Moure, dans la matinée, malgré un pénible voyage de quatre heures en chemin de fer, qui nécessite deux fois un changement de train et des arrêts divers, les accès de suffocation ne se renouvellent pas. »

Au moment de son arrivée à Bordeaux, les parents m'apprennent que pendant l'attente qui a .précédé l'entrée dans mon cabinet, l'enfant a eu un violent accès de suffocation. A l'examen extérieur, elle semble abattue et fatiguée; la voix est claire, bien timbrée et la malade accuse la présence d'un obstacle qui gêne la respiration au niveau du sternum. L'examen laryngoscopique démontre l'intégrité et du larynx et de la région sous-glottique; je ne découvre aucune trace de corps étranger dans la partie supérieure de la trachée, dont j'aperçois les premiers anneaux seulement. A l'examen du thorax, la percussion ne fournit aucun résultat; mais, à l'auscultation, il est facile de se convaincre que l'air pénètre mal dans le poumon droit; il existe aussi, en arrière, au niveau de la bifurcation de la trachée et à droite quelques râles sibilants. A peine mon examen est-il achevé que la malade est prise d'un accès de toux croupale, plus vibrante toutefois que cette dernière, avec suffocation pendant laquelle on perçoit le va-et-vient du corps du délit à travers les parois trachéales et un peu du fameux bruit de drapeau ou plutôt de soupape produit par le déplacement du noyau. Après quelques instants d'inquiétude, le calme se rétablit et les parents acceptent la trachéotomie proposée pour extraire le corps étranger. L'enfant est soumise au silence et au repos absolu jusqu'au lendemain matin, jour fixé pour l'intervention chirurgicale. Cette dernière est faite sous le chloroforme, avec l'aide de mes collègues les Drs Moreau et Lande. J'ai soin de dénuder la trachée sur un espace de deux centimètres et demi environ, de manière à pouvoir faire une longue incision portant au-dessous du cricoïde. Les tissus prælaryngiens incisés, j'attends que l'hémostase soit bien complète et que la sensibilité revienne, et, lorsque cette dernière commence à reparaître, j'ouvre le conduit aérien et place dans l'ouverture deux crochets mousses en forme d'épingles à cheveux

coudées, qui maintiennent largement béante l'ouverture
trachéale. A peine les premiers efforts de toux ont-ils
commencé à se produire, suivis de l'expulsion d'un peu
de sang, que j'aperçois le noyau qui vient se placer au-
devant de l'incision, se présentant par sa face la plus
large, dans le sens de sa longueur et n'ayant aucune
tendance à sortir par la plaie; au moment où je vais le
saisir, une inspiration le rejette dans le conduit trachéal;
mais un nouvel effort de toux le ramène à ma vue et,
cette fois, le saisissant avec des pinces à griffes, je
l'amène au dehors. Le reste de l'opération est des plus
simples : je place dans la plaie trachéale une canule à
trachéotomie, afin d'éviter l'emphysème qui aurait pu
se produire et la malade est replacée dans son lit. Le
soir même et dans la nuit, M. le Dr Moreau, qui voit la
malade, constate l'expulsion par la canule d'une sécrétion muco-purulente, jaunâtre, liquide, assez analogue
à une bouillie légère; cette sécrétion est très abondante,
c'est une véritable bronchorrée due à l'irritation de la
muqueuse, produite par le corps étranger. La respiration est bonne, l'enfant un peu agitée. Le lendemain
matin, les lèvres de la plaie étant agglutinées, j'enlève
la canule et, deux jours plus tard, la malade rentre chez
elle à peu près complètement guérie. (¹)

Voilà donc six cas de corps étrangers, dans lesquels
nous relevons une fois l'expulsion spontanée par les
voies naturelles, trois fois l'extraction consécutive à
l'intervention chirurgicale et deux fois la mort, faute
d'intervention. Ces faits, on le voit, rentrent bien dans
les règles ordinaires établies en pareil cas. Si le grain
de blé a pu être expulsé par les voies naturelles, c'est
certainement grâce à son petit volume et parce qu'il
n'était pas enclavé dans un tuyau bronchique, d'où il
n'aurait pu se déloger, la mobilité du corps étant une
condition essentielle dans ces cas. Le volume de grains

____

(¹) J'ai appris depuis qu'elle était tout à fait rétablie.

de maïs gonflés par l'humidité du conduit aérien, rendait difficile, pour ne pas dire impossible, leur rejet par la bouche, chez des enfants dont le calibre laryngien est très restreint; c'est évidemment la cause de leur rétention et de la mort consécutive des malades.

La graine de melon de l'enfant de trente mois était sans nul doute enclavée à l'entrée du larynx, soit entre l'épiglotte et la bande ventriculaire, soit dans les ventricules de Morgagni, de telle sorte que le moindre déplacement de cette graine produisait le spasme glottique où la fermeture partielle de cet orifice et par suite la suffocation observée.

Quant à l'aiguille et au noyau de prune, l'implantation de l'une dans les parois du larynx et le volume de l'autre dans une trachée d'enfant, étaient des raisons suffisantes pour empêcher toute expulsion spontanée et par conséquent rendre l'intervention indispensable.

L'on ne s'étonnera pas davantage du séjour prolongé de ces différents corps étrangers dans les voies aériennes, car l'on sait que lorsque certains de ces derniers se fixent dans une partie de l'arbre aérien, ils peuvent y séjourner pendant des années, sans déterminer aucune espèce d'accident; c'est ainsi que Mondière cite le cas d'un aliéné ayant, depuis six ans, dans une bronche un morceau d'os qui ne causait aucune gêne; Heyfelder (cité par Poulet) rapporte des cas dans lesquels la tolérance a duré onze ans pour un sifflet de bois, dix ans pour une pièce de dix sols et pour un fruit de hêtre. Les haricots, et en général les corps se gonflant sous l'influence de l'humidité, sont de tous, ceux qui sont le moins bien supportés. Il faut avouer cependant qu'en général les corps étrangers de cette région entraînent des irritations locales qui finissent tôt ou tard par occasionner la mort, soit par suffocation, soit par suite d'accidents pulmonaires aigus ou chroniques ou abcès de voisinage; aussi l'intervention hâtive s'imposera-t-elle dans ces cas.

Mais avant d'aborder la question de l'intervention, il me paraît utile de traiter celle du diagnostic qui, sans aucun doute, prime toutes les autres. Généralement, les commémoratifs fournissent au médecin d'utiles renseignements sur la nature de l'objet introduit dans le conduit aérien, sur le début des accidents et sur leur marche. Ils apprennent que le début a été brusque, subit; l'enfant jouait avec un objet dans la bouche au moment où il a été pris d'une suffocation violente avec menace d'asphyxie; ces accès se sont généralement répétés plusieurs fois dans la nuit et dans la journée, variant d'intensité suivant que le corps étranger était plus ou moins volumineux et mobile. Dans l'intervalle des accès, existe un calme relatif qui, souvent, trompe les parents et parfois le médecin, souvent aussi il existe un point douloureux que les malades rapportent au niveau du larynx, de la trachée ou du sternum, mais son existence n'est pas indispensable. La voix n'est altérée que si le corps siège dans le larynx et dans la région glottique, au niveau des cordes vocales. La toux est rauque mais sonore, quinteuse, convulsive, avec suffocation et anxiété respiratoire; elle est suivie de l'expulsion de mucosités filantes, aérées, sanguinolentes dans plusieurs cas. C'est pendant les efforts de toux et si le corps du délit est mobile dans la trachée que l'on perçoit le fameux bruit de drapeau ou de soupape signalé par les auteurs. Quant au siège des corps étrangers, il sera révélé par l'examen direct ou par l'auscultation. En effet, si le larynx ou la partie supérieure de l'arbre aérien est le siège de l'objet introduit, l'examen laryngoscopique dissipera bien vite tous les doutes en indiquant son siège exact, son volume et le mode d'intervention à employer. Ce n'est que chez les tout jeunes enfants, comme chez mon petit malade de deux ans, que l'examen de l'organe vocal n'a pu m'être utile, vu l'indocilité de l'enfant; mais, dans tous les autres cas, il m'a permis de voir le larynx et une partie de la trachée et, par conséquent, de me rendre un compte exact de l'état de ces parties du conduit aérien. Par contre, l'examen avec le doigt *devra toujours être repoussé* à cause des fâcheuses conséquences qu'il peut avoir, en faisant pénétrer dans le larynx un corps placé soit sur l'épiglotte, soit dans le vestibule glottique.

La partie supérieure des voies respiratoires étant reconnue libre, il restera à savoir si le corps étranger est resté dans la trachée ou s'il a pénétré dans les bronches. Dans le premier cas, s'il est mobile, le diagnostic est assez facile, tandis que s'il est fixe, il devient plus délicat et, sauf les cas où la laryngoscopie permettra de le voir, fait assez fréquent du reste, c'est surtout sur les commémoratifs qu'il faudra se guider pour établir nettement sa présence.

Si le corps est fixé dans les bronches, ce sera l'absence ou la diminution du murmure vésiculaire du côté correspondant, l'existence de lésions bronchiques ou de pneumonie caséeuse, localisées en un point ou d'un seul côté du thorax, le plus souvent à droite, qui mettront sur la voie du diagnostic. Ce dernier ne deviendra évident que si l'on a la chance de déplacer le corps étranger et de reproduire quelques accès de suffocation; mais, dans certains cas, il sera difficile à établir et il existe dans la science bon nombre d'observations dans lesquelles le diagnostic n'a pu être fait qu'à l'autopsie. Je rappellerai enfin qu'une fois la trachéotomie pratiquée, il est souvent possible d'examiner la bifurcation du conduit trachéal et une partie de l'ouverture bronchique par la trachéoscopie faite avec un bon éclairage.

Reste enfin la question du traitement. Au moment de l'introduction du corps étranger, l'on a conseillé les sternutatoires et surtout les vomitifs, qui, de l'avis de tous les chirurgiens, offrent plus d'inconvénients que d'avantages, en favorisant souvent ou la pénétration plus profonde de l'objet dans les voies aériennes, ou son enclavement dans le larynx, ou sa mobilisation et une suffocation mortelle dans certains cas. Plus admissible et plus logique nous semble le traitement qui consiste à utiliser les lois de la pesanteur et à mettre le malade la tête en bas, soit en plaçant le sujet le ventre sur une chaise et en lui imprimant des secousses dans le dos, soit en le suspendant par les pieds lorsqu'il s'agit d'enfants. Tout le monde connaît la fameuse histoire de Brunel (citée par Malgaigne), qui, ayant aspiré un demi-souverain, put ainsi le rejeter par les voies naturelles. Ce fait est loin d'être unique dans la science et M. Poulet (p. 459) cite trois autres cas analogues (Lenoir, Duncan, Halcford). Ce procédé est surtout applicable aux corps durs et pesants et, pour ces motifs, se déplaçant facilement et obéissant aux lois de la pesanteur. La chloroformisation du sujet pourrait quelquefois être utilisée pour éviter tout réflexe laryngien et, par conséquent, le spasme glottique qui s'oppose souvent à la sortie des corps étrangers situés au-dessous de l'organe vocal. Si ces moyens ont échoué, fait le plus habituel, il faudra recourir à l'extraction et ici les moyens d'action seront absolument variables, suivant la nature de l'objet introduit et la profondeur à laquelle il sera situé. Si le corps est placé à l'orifice du larynx, dans la région vestibulaire, l'extraction par les voies naturelles pourra être tentée, à la condition d'avoir affaire à un sujet calme, tranquille, se prêtant bien aux manœuvres laryngoscopiques. A moins qu'il ne s'agisse de jeunes enfants, ce procédé donnera toujours des résultats favorables dans la série des cas auxquels je fais allusion et l'on peut aujourd'hui compter par centaines les corps étrangers enlevés par la bouche, grâce à la laryngoscopie..Quant aux manœuvres faites *à l'aveugle* avec les pinces, seules ou guidées sur l'indicateur de la main gauche, et, à plus forte raison, les essais d'extraction faits avec les doigts, on doit les repousser, non seulement comme inutiles, mais surtout comme dangereux. C'est, en effet, un moyen sûr de provoquer des réflexes qui ont le grave inconvénient de gêner l'intervention et de faire alors passer dans le conduit aérien un objet placé à l'entrée du larynx. Les exemples de ce genre sont malheureusement trop nombreux dans la science pour qu'il soit utile d'insister sur le danger de ces manœuvres. L'on cite comme heureux les quelques cas où l'on a pu réussir, mais on oublie trop souvent de publier les insuccès, qui, plus que les opérations heureuses, frappent l'esprit et contiennent un enseignement. Je ne crains pas d'ajouter que les corps étrangers enlevés avec les doigts ou les pinces dirigés au hasard auraient été bien plus aisément extraits avec la pince guidée par le miroir laryngoscopique et que l'opération ainsi pratiquée eût été un véritable jeu pour une main exercée. Les diverses pinces laryngiennes de Fauvel, Morell-Mackenzie, Schrötter, Stœrck, etc., trouveront ici tour à tour leurs différentes indications.

Faut-il, dans ces cas, employer l'anesthésie locale ou vaut-il mieux renoncer aux facilités que nous donne ce mode d'action? Je dois avouer que, dans certains cas, je ne suis pas partisan de l'anesthésie laryngienne à cause de l'abolition des réflexes qui en résulte. Il peut surgir, de ce fait, des accidents parfois plus graves que l'enclavement du corps étranger dans l'organe vocal.

Supposons, en effet, qu'un larynx dans lequel ou

à l'entrée duquel est arrêté un corps étranger, soit
devenu insensible par le fait de badigeonnages au chlorhydrate de cocaïne, ne pourra-t-il arriver que l'opérateur, au moment de saisir le corps étranger, pour un
motif ou pour un autre, ne puisse le prendre convena-
blement et se borne à le déplacer? Alors, les réflexes
étant abolis, le corps du délit ne sera-t-il pas susceptible
de tomber plus facilement dans la trachée et, par conséquent, d'occasionner des accidents fort graves quelquefois?

Les contractions réflexes des muscles du larynx, qui
arrêtent en général le corps étranger dans cet organe,
ou souvent même le repoussent au dehors, me paraissent un facteur important pour faciliter leur expulsion.

Il est bien entendu que si le malade supporte mal
le miroir, si l'introduction de la pince ou des autres
instruments est très difficile, comme il arrive parfois
dans les cas de ce genre, l'on ne devra pas se priver
des bienfaits de l'anesthésie produite par la cocaïne,
mais l'on se bornera à rendre insensible le pharynx et
l'entrée du larynx, sans chercher à anesthésier l'organe
tout entier, précisément pour ne pas s'exposer à abolir
des réflexes qui me paraissent jouer ici un rôle très
important.

Si le corps étranger a pénétré plus avant dans l'organe vocal et s'il est enclavé dans les ventricules de
Morgagni ou entre les cordes vocales, le mode d'extraction pourra varier presque avec chaque corps étranger.
Si ce dernier est aplati, lisse, difficile à prendre et si
l'opérateur n'est pas absolument sûr de sa main, s'il
craint de faire des manœuvres inutiles avant de saisir
le corps du délit, il ne devra pas hésiter à pratiquer
d'abord la trachéotomie, avant de chercher à l'extraire.
Il évitera ainsi toute fausse manœuvre dont la conséquence pourrait être l'asphyxie brusque du malade.
Une fois la trachée ouverte et la canule de Tredelen-

burg placée dans la trachée, on pourra alors sans crainte et après anesthésie complète de la muqueuse laryngée avec la cocaïne, tenter l'extirpation par la bouche, qui sera, disons-le, possible le plus souvent. Toutefois si, malgré des tentatives réitérées, le corps étranger ne pouvait être déplacé (pièces de monnaie, aiguilles, corps acérés) et enlevé par cette voie, on serait alors autorisé soit à ouvrir le cartilage thyroïde sur la ligne médiane, ou à tenter l'extraction par l'incision de la membrane crico-thyroïdienne ou thyro-hyoïdienne. Quant à faire directement cette opération sans trachéotomie préalable, le fait est peut-être plus discutable, puisque l'on risque, au moment de l'ouverture des voies aériennes, soit de déloger le corps avant d'avoir pu le saisir et de voir le malade succomber pendant l'opération, soit d'avoir du sang dans la trachée, qui gêne considérablement l'opérateur et compromet parfois le succès de l'intervention.

La trachéotomie, étant en somme dans ces cas une opération relativement bénigne, a le double avantage de permettre soit l'extraction ultérieure par les voies naturelles, soit de rendre toute simple la thyrotomie, si cette dernière devient nécessaire. C'est l'opinion que nous trouvons encore récemment exprimée dans la thèse de M. Joubert (Paris, 1888, p. 45) sur *la Thyrotomie dans les cas de corps étrangers des voies aériennes.*

Enfin, dans les cas où le corps est au-dessous du larynx, dans la trachée ou dans les bronches, l'indication est beaucoup plus nette. En effet, bien que l'on ait pu enlever par les voies naturelles des corps étrangers de la trachée, je crois qu'il faut considérer ces faits comme exceptionnels et repousser en principe ce mode d'action comme beaucoup trop hasardeux en pareils cas. Seul, le traitement qui s'impose, est l'ouverture de l'arbre aérien, au-dessous du cricoïde, autrement dit la trachéotomie. Comme le point capital, dans cet ordre de faits, est d'avoir un champ opératoire aussi large et aussi net que possible, je crois que le meilleur moyen de procéder est d'aller lentement, en faisant à la peau et, par conséquent, aux tissus prætrachéaux une longue incision qui mettra à nu la trachée sur une longueur d'au moins deux centimètres et demi à trois centimètres, suivant les dimensions du corps étranger. Si l'on n'a pas suivi le raphé médian et si l'on a, par conséquent, été obligé de sectionner quelques vaisseaux un peu importants, il ne faudra pas hésiter à les lier, de manière que l'hémostase soit bien complète avant de faire l'ouverture de la trachée. Le sang qui vient de cette dernière est toujours suffisant pour gêner l'opérateur et rendre l'intervention difficile, pour que l'on songe à éviter autant que possible les moindres complications. Aussitôt la trachée ouverte, au lieu de placer dans l'ouverture le dilatateur ordinaire dont les branches sont épaissies et font saillie dans la lumière du conduit trachéal, il est préférable, à la manière des Anglais et des Américains, de mettre de chaque côté deux crochets mousses, deux sortes d'épingles à cheveux coudées à leur extrémité mousse, qui peuvent au besoin être attachées derrière le cou du patient, tenant écartées les lèvres de la plaie trachéale. Il est rare que pendant cette manœuvre le corps étranger ne soit pas projeté au dehors par la toux quinteuse qui suit l'ouverture des voies aériennes et, dans tous les cas, on le voit en général venir, comme chez ma dernière malade, se présenter à l'orifice de la plaie, où il faut le saisir rapidement avant qu'un mouvement d'inspiration ne le ramène au dedans. Quelquefois, si le corps étranger est fixe, c'est avec une pince ou un crochet mousse qu'il faut essayer de le déloger de l'une ou l'autre bronche.

L'opération terminée, je crois plus prudent de placer

une canule pendant vingt-quatre ou quarante-huit heures, afin d'éviter l'emphysème qui, dans quelques cas, a suivi l'opération. Je n'insisterai pas davantage sur les suites de la trachéotomie qui n'offrent ici rien de spécial, mais j'ajouterai que cette opération peut et doit, même dans la généralité des cas, être faite sous le chloroforme, en ayant soin de n'ouvrir la trachée qu'au moment où la sensibilité commence à reparaître, afin d'avoir les réflexes trachéaux avec toute leur intensité habituelle.

Si le corps étranger n'est pas expulsé ou extrait pendant l'opération, on doit laisser ouverte la plaie trachéale qui pourra, dans un laps de temps variable, favoriser sa sortie. Au besoin, enlevant de temps à autre la canule, on provoquerait quelques quintes de toux et on utiliserait les lois de la pesanteur pour tâcher de mobiliser et de déloger le corps du délit.

Je n'ai pas besoin d'ajouter qu'en présence d'un corps étranger des voies aériennes, l'intervention doit être aussi hâtive que possible, car non seulement il constitue un danger de tous les instants pour la vie du malade, mais au début il n'a pas encore produit de complications graves, qui rendent plus tard l'intervention inutile et il est, en outre, plus sûrement mobile et par conséquent plus facile à extraire.

Bordeaux. — Imp. G. Gounouilhou, rue Guiraude, 11

REVUE

DE

LARYNGOLOGIE, OTOLOGIE ET RHINOLOGIE

FONDÉE ET PUBLIÉE

PAR LE DOCTEUR E. J. MOURE

Chaque numéro de la REVUE se compose :

1° De travaux originaux inédits concernant les affections de la Gorge, du Larynx, des Oreilles et du Nez.

2° Du Compte-Rendu des différentes Sociétés savantes s'occupant dans leurs séances de tout ce qui a trait au larynx, nez, oreilles ou organes connexes.

3° D'une Revue bibliographique dans laquelle sont analysés les ouvrages nouvellement parus.

4° D'une Revue de la presse contenant un résumé plus ou moins succinct de la plupart des articles publiés sur ces différents sujets tant en France qu'à l'Etranger.

5° D'un Index bibliographique, publié tous les deux mois où sont indiqués les titres des articles et les différents journaux dans lesquels ils ont été publiés.

Imprimée sur un format in-8°, la REVUE paraît régulièrement le 1er et le 15 de chaque mois et se compose de 32 pages, formant chaque année un volume de 800 pages.

Le prix de l'abonnement, qui part du 1er janvier de chaque année, est de **12** fr. pour la France et **15** fr. pour l'Etranger.

O. DOIN, ÉDITEUR

8. — PLACE DE L'ODÉON, — 8

PARIS